DES

COMPLICATIONS PULMONAIRES DE L'ÉRYSIPÈLE

PAR

Léon DESCHAMPS

Docteur en médecine de la Faculté de Paris,
Ancien interne lauréat de l'Hôtel-Dieu de Clermont-Ferrand,
Mention honorable du prix des hospices, 1877,
Lauréat de l'École de médecine de la même ville,
Prix Fleury, 1877,
Ancien externe des hôpitaux de Paris,
Interne à l'hôpital de Rothschild.

PARIS
G. MASSON, LIBRAIRE-ÉDITEUR,
120, BOULEVARD SAINT-GERMAIN

1883

DES

COMPLICATIONS PULMONAIRES

DE L'ÉRYSIPÈLE

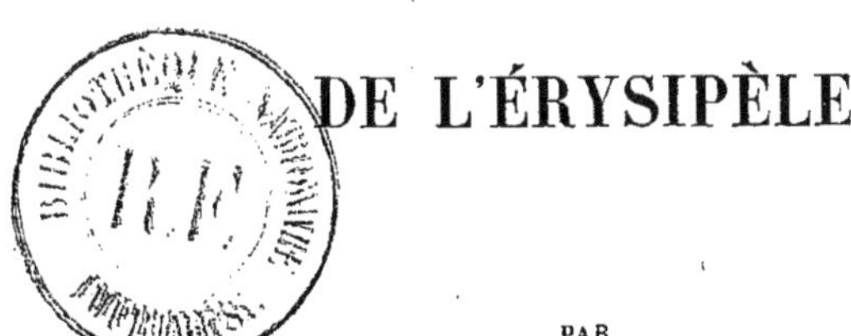

PAR

Léon DESCHAMPS

Docteur en médecine de la Faculté de Paris,
Ancien interne lauréat de l'Hôtel-Dieu de Clermont-Ferrand,
Mention honorable du prix des hospices, 1877,
Lauréat de l'École de médecine de la même ville,
Prix Fleury, 1877,
Ancien externe des hôpitaux de Paris,
Interne à l'hôpital de Rothschild.

PARIS

G. MASSON, LIBRAIRE-ÉDITEUR,

120, BOULEVARD SAINT-GERMAIN

1883

CONTRIBUTION A L'ÉTUDE

DES COMPLICATIONS PULMONAIRES

DE L'ÉRYSIPÈLE

INTRODUCTION

Parmi les complications qui peuvent survenir dans le cours des maladies infectieuses, les manifestations pulmonaires ne sont certainement pas au nombre des plus rares.

L'érysipèle n'échappe pas à cette loi, et la pneumonie survenant dans le cours de cette affection a, depuis longtemps, attiré l'attention des médecins.

On a cherché quelle pouvait être la nature de cette pneumonie. On s'est demandé s'il s'agissait d'une lésion nettement fibrineuse et caractérisant, par conséquent, la pneumonie lobaire ; ou bien si les observations assez nombreuses que nous possédons devaient être rangées dans le cadre des pneumonies pseudo-lobaires, des broncho-pneumonies.

Etudiant la question à un autre point de vue, on a voulu savoir jusqu'à quel point cette complication thoracique appartenait à l'érysipèle plutôt qu'à telle ou telle autre affection générale. On en a examiné de près les symptômes, la marche, les allures, et, se fondant sur ces données, on a cru pouvoir affirmer l'existence d'une *broncho-pneumonie érysipélateuse.*

C'est à M. le Dr H. Stackler (thèse de Paris; Essai sur la Broncho-pneumonie érysipélateuse, 1881) que nous devons une bonne monographie de cette complication. Cet auteur a établi sur des preuves solides la possibilité de voir se propager l'érysipèle au réseau bronchique ; c'est là un fait acquis que l'on doit accepter et qui nous paraît bien démontré.

Mais cette conclusion est-elle suffisante? Nous croyons qu'on peut aller plus loin : nous devons nous demander si *toutes* les manifestations pulmonaires dans l'érysipèle appartiennent à la catégorie dont M. H. Stackler a démontré l'existence ; ou bien si nous devons admettre une autre variété. Dans ce cas, en quoi cette dernière diffère-t-elle de l'autre ?

Tel est le but de notre travail. C'est à M. le professeur Germain Sée que nous en devons l'idée. Nous ne saurions trop le remercier de sa bienveillance à notre égard.

Que M. le Dr Talamon, chef de clinique à l'Hôtel-Dieu, et M. H. De Brun, interne des hôpitaux, veuillent bien accepter ici l'expression de notre gratitude pour les conseils qu'ils nous ont donnés.

Le plan que nous nous proposons de suivre est le suivant : nous étudierons d'abord cette forme que l'on peut appeler *érysipèle des bronches et du poumon ;* nous chercherons si elle ne peut pas exister en dehors de toute manifestation cutanée ; c'est ce qui fera le sujet du premier et du second chapitre de notre travail.

Dans un troisième chapitre, nous examinerons les autres complications pulmonaires de l'érysipèle que nous mettrons en parallèle avec la première.

Nous arriverons à démontrer l'existence d'un second groupe, distinct du premier, dont il sera toujours sinon facile, du moins possible de le reconnaître.

CHAPITRE PREMIER.

ÉRYSIPÈLE DES BRONCHES ET DU POUMON.

La possibilité de l'extension aux muqueuses du processus érysipélateux, après avoir été longtemps admise sans conteste, a été plus récemment niée. Nous n'avons pas l'intention de faire ici l'historique de cette question doctrinale ; on trouvera à ce sujet tous les renseignements dans le travail de M. le Dr Stackler auquel nous aurons l'occasion de faire de nombreux emprunts.

Qu'il nous suffise de dire que, sous l'influence des doctrines de Broussais, en raison de la dénégation absolue de toute spécificité, en raison aussi de l'influence prépondérante de la structure anatomique des tissus sur la localisation des maladies, il répugnait d'admettre la possibilité de l'extension aux muqueuses d'une inflammation cutanée.

Cette idée, nous la retrouverons jusqu'à un certain point dans les écrits de M. A. Després :

« Nous pensons, pour notre part, que toutes les altérations inflammatoires muqueuses, marchant avec l'érysipèle, sont des complications ; qu'il en est dont la lésion est superficielle et occupe le réseau lymphatique superficielle ; et que, puisque nous avons un mot pour désigner ces inflammations, par exemple l'angine érythémateuse il n'y a aucun avantage à substituer le mot d'érysipèle à celui d'inflammation superficielle ».

Behier hésite aussi à consacrer par une dénomination spéciale l'extension de l'inflammation érysipélateuse à l'arbre bronchique.

Mais à côté de ces quelques dissidences, quelle unanimité ! C'est que les faits abondent en faveur de l'unité du processus inflammatoire et de sa spécificité. Toutefois, on doit le reconnaître, ce fut une sorte de nouveauté, ainsi que le dit Maurice Raynaud, et presque de paradoxe, lorsque, en 1856, Gubler vint affirmer, preuves en main, l'existence de l'érysipèle interne. Il venait d'ébranler les restes de doctrines auxquelles une partie de la génération médicale restait encore inféodée.

Puis chacun apporte de nouveaux documents en faveur de la nouvelle théorie. Parmi les travaux qui s'occupent de la question, citons celui de Goupil ; la thèse d'Aubrée (1857) ; une observation de M. Dechambre (Gazette hebdomadaire, 1858); le mémoire de M. Pilhan ; la thèse de M. Cuire (1865); le traité de Daudé de Marjevols (Érysipèle épidémique, 1867); le travail de Dion (Etude sur quelques points de l'érysipèle, 1869); la thèse de M. Schlumberger (Documents pour servir à l'étude de l'érysipèle du pharynx et des voies respiratoires. Thèse Paris, 1862). Enfin citons le travail de M. Strauss (Note sur un cas d'érysipèle des bronches et du poumon).

Du reste, les adversaires de l'érysipèle interne n'apportaient en faveur de leurs doctrines que des preuves théoriques qui tombent devant l'observation. Ils affirmaient leur négation parce qu'ils ne croyaient pas à la possibilité du fait, et voilà tout. Déniant à l'érysipèle le droit d'attaquer les muqueuses, parce que leur structure diffère de celle de la peau, ils oubliaient que, dans la rougeole et dans la variole, les manifestations bucco-pharyngées sont de même nature que celles du tégument externe.

Et puis, comment avec leur doctrine expliquer la propagation au visage de l'angine érysipélateuse ? Admettent-ils que toute manifestation inflammatoire de l'arrière-gorge peut, en se transmettant de proche en proche, arriver jusqu'à la peau et déterminer un érysipèle ? Mais alors, pourquoi ce changement subit dans la nature du mal ? Pourquoi telle angine, avec des caractères nettement déterminés produira-t-elle un érysipèle facial, tandis que telle autre — on pourrait l'affirmer à l'avance — n'en produira jamais ?

Non, les dénégations ne peuvent rien contre l'existence de l'angine érysipélateuse; nous avons donc le droit de dire : l'érysipèle peut se propager aux muqueuses.

Mais entre la muqueuse pharyngée et celle des voies aériennes, il y a une différence considérable de structure et de fonction, et cette dissemblance nous la trouvons très nettement tranchée quand nous examinons la pathologie de ces deux muqueuses. Les inflammations de l'une se propagent très difficilement à l'autre; une laryngite ou une bronchite succèdent volontiers à un coryza, sans que la production d'une angine en soit la conséquence; de même l'inflammation gutturale, quelque intense qu'elle soit, s'éteindra en général sur place sans empiéter sur la pituitaire ou sur la muqueuse laryngée; pourquoi n'en serait-il pas de même de l'érysipèle et en quoi l'existence de l'érysipèle guttural peut-il faire admettre *à priori* la possibilité d'un érysipèle trachéal ou bronchique? Qu'on examine les observations les plus probantes d'érysipèle broncho-pulmonaire et l'on verra que le plus souvent la rougeur du pharynx ne s'est pas continuée sans interruption avec celle de la trachée. Dans la plupart de celles où l'on a pu faire l'autopsie, on a pu constater que les cordes vocales et une partie du larynx étaient complètement blanches et tranchaient, par leur éclat avec la teinte rouge sombre de la muqueuse au-dessus et au-dessous. N'est-ce pas un motif suffisant pour rejeter l'idée de propagation de l'érysipèle à l'arbre respiratoire et faire admettre que les complications pulmonaires ne sont dans l'érysipèle que ce qu'elles sont dans d'autres maladies infectieuses : la dothiénentérie, par exemple?

Ces arguments, croyons-nous, ne sont point suffisants pour détruire la possibilité de l'érysipèle bronchique. De ce que les inflammations gutturales se propagent difficilement au larynx, ce n'est pas une raison pour dire qu'elles ne peuvent s'y propager. Ne voyons-nous pas, du reste, une inflammation — spécifique, il est vrai, (mais l'érysipèle ne l'est-il pas ?) — la diphtérie, passer de l'une à l'autre? Est-ce une rareté que de voir l'angine couenneuse précéder le croup?

Quant à l'objection tirée de ce fait, que dans les nécropsies qui ont été pratiquées, les cordes vocales étaient indemnes, elle n'a pas, croyons-nous, une valeur considérable. On ne voit pas, il est vrai, d'habitude, l'érysipèle dans sa marche sauter de place en place et laisser, entre deux plaques phlegmasiques non reliées entre elles, un intervalle de peau saine. Mais ce qui ne se produit pas sur le tégument externe existe toujours quand la maladie passe de la muqueuse nasale aux téguments du nez. Dans ce cas, nous avons toujours vu la rougeur de la face commencer à quelques millimètres en dehors de l'orifice des narines, et quelquefois à un, deux, et même trois centimètres. Est-il étonnant alors que le même fait se produise au niveau des cordes vocales?

En somme, la propagation de l'érysipèle aux bronches et au poumon n'est pas impossible; les observations publiées par M. Stackler prouvent qu'elle est certaine. Une des plus probantes est celle que nous trouvons dans la thèse de M. E. Labbé.

Observation I.

(M. E. Labbé. Thèse Paris, 1858. De l'Erysipèle, p. 57.)

Erysipèle de la face et du cuir chevelu ; propagation de l'érysipèle à la muqueuse buccale, au pharynx, au larynx, à la trachée et à quelques bronches ; engouement pulmonaire des lobules correspondant aux bronches envahies.

La femme S.., âgée de 30 ans, domestique, est entrée à l'hôpital de la Charité le 9 décembre 1857 dans le service de M. Manec pour un panaris de l'index droit.

Il existait alors dans la salle de chirurgie une épidémie d'érysipèle. Le panaris marche vers la guérison sans qu'il apparaisse le moindre accident, pendant environ huit jours puis la malade est prise d'un malaise général avec quelques frissons, d'un état saburral très prononcé, quelques nausées ; enfin, vers le 20 ou 21 décembre, c'est-à-dire après trois jours de prodromes, un érysipèle de la face se manifeste sans qu'il y en ait la moindre trace au membre droit, siège du panaris. Il débute par le nez et la pommette droite, jusqu'à l'oreille de ce côté, puis il se propage les jours suivants, de proche en proche vers le côté gauche de la face, les lèvres et le front, et gagne enfin le cuir chevelu du côté de l'oreille gauche.

L'état de la malade a pris une allure très grave ; c'est alors que l'interne du service, à l'obligeance duquel je dois ces premiers renseignements, veut bien, sur notre demande faire passer la malade dans le service de M. Briquet (salle Sainte-Marthe n° 23).

Etat actuel. — Le 25 décembre. L'érysipèle est limité d'un demi-centimètre environ au-dessous de la racine des cheveux au front, par un bourrelet saillant, rouge, douloureux, les paupières sont rouges, tuméfiées, abaissées ; la rougeur du nez a presque disparu ainsi que celle de la joue droite, le cuir chevelu, derrière l'oreille gauche, est le siège de douleurs et d'empâtement, les lèvres sont tuméfiées, d'un rouge vif ; la muqueuse buccale est très rouge, brûlante, sèche ; la langue est écarlate, rugueuse, sèche, l'arrière-gorge très rouge ; la voix très voilée ; douleur à la gorge, ganglions sous-maxillaires légèrement tuméfiés ; soif très vive, peau chaude, pouls petit à 120 ; prostration très marquée.

Le 26. Même état général ; pas d'accidents cérébraux notables, si ce n'est un peu de somnolence, la voix est presque éteinte, toujours soif ardente, la bouche est encore rouge et très brûlante, la paupière supérieure droite est moins gonflée, la paupière supérieure gauche l'est davantage, l'érysipèle n'a pas fait de progrès au front, mais il a envahi de bas en haut et d'arrière en avant une partie de cuir chevelu ; pas de toux ni de crachats.

Le 27. Etat général toujours grave, sommeil agité, un peu d'ataxie dans les mouvements, tremblotement des lévres et des muscles de la face, les paupières à droite s'entr'ouvrent, à gauche elles sont encore rouges et tuméfiées, la rougeur et le bourrelet du front s'éteignent, les lèvres ont repris leur volume normal, mais le sinciput s'est repris depuis hier, toux sans expectoration, douleur et rougeur de gorge, déglutition pénible.

Le 28. Les paupières à gauche moins rouges et moins gonflées s'entr'ouvrent ; les traces d'érysipèle quoique moindres que la veille sont encore notablement plus saillantes de ce côté de la face qu'à droite ; le cuir chevelu est le siège d'un empâtement douloureux, au sommet de la tête principalement l'érysipèle semble avoir une tendance à reprendre l'oreille droite, après avoir contourné de gauche à droite la partie postérieure de la tête ; la muqueuse buccale a perdu sa coloration vive, la langue s'est recouverte d'un enduit grisâtre, voix étouffée, respiration facile, pas de crachats, toux plus fréquente, à l'auscultation on entend seulement ça et là des râles muqueux à grosses bulles et quelques râles sibilants, prostration plus grande, pouls à 140, petit, peau sèche et chaude.

Décédée le 29 à 6 heures du matin.

Autopsie. — La muqueuse buccale a repris sa coloration presque normale, le voile du palais est d'un blanc rosé du côté de la face buccale, par sa face supérieure il participe à la rougeur peu prononcée du pourtour de l'orifice postérieur des fosses nasales. Le pharynx offre une rougeur plus foncée qui se termine brusquement au niveau de l'orifice supérieur du larynx. La muqueuse de l'œsophage est saine. L'épiglotte est d'un blanc mat, excepté à son bord adhérent, d'où part une *rougeur très foncée* avec gonflement qui occupe les replis aryténo-épiglottiques et toute la face interne du larynx, toute la trachée, les grosses bronches et quelques-unes des ramifications bronchiques. Il existe en plus un peu d'œdème sous-muqueux de la partie postérieure du larynx, et toute cette partie du tube aérien envahie par l'érysipèle et recouvert d'un léger enduit muqueux, blanchâtre, qui contraste avec la sécheresse de la muqueuse buccale.

Enfin une portion de la base des deux poumons est le siège d'un engouement très marqué, (sur la voie même, en un point de l'hépatisation rouge). Il est manifeste, en suivant chacune des ramifications bronchiques, le plus loin possible, que les parties du poumon engouées, correspondent à des bronches envahies par la rougeur érysipélateuse, tandis qu'au contraire *les bronches saines conduisent à des lobules sains.* (Il importe de signaler que la macération de ces organes, prolongée pendant neuf jours, n'a nullement diminué l'injection inflammatoire de la muqueuse).

La peau de presque tout le corps est le siège d'un peu d œdème et pâle, excepté dans les parties envahies par l'érysipèle où elle a conservé une teinte livide.

(Il nous a été impossible d'examiner le cerveau et ses enveloppes).

A côté de cette observation de M. Labbé, qui est concluante et nous permet d'affirmer d'une façon formelle l'existence d'une broncho-pneumonie érysipélateuse, nous pouvons placer l'observation non moins intéressante de M. Damaschino.

Observation II.

Recueillie dans le service de M. Demaschino. Th. Stackler, p. 56.

La nommée X..., hôpital Laënnec, salle Legroux, n° 13, présentait les signes non douteux d'une adhérence cardio-vasculaire prédominant à l'orifice aortique (insuffisance et rétrécissement), avec dilatation de la crosse de l'aorte.

Le 23 janvier 1881, cette femme attire l'attention sur une

petite rougeur siégeant à la face, des deux côtés du nez. Interrogée, elle nous apprend qu'elle est souffrante depuis quelques jours, elle accuse notamment une chaleur avec sèchement de la gorge et du nez. Hier matin, fièvre et céphalalgie, mais pas de frisson.

L'érysipèle se développe graduellement.

Le 24. Apparaît un écoulement nasale abondant qui persiste, en diminuant un peu et cesse le jour suivant. Puis la fièvre diminue rapidement, l'érysipèle s'efface, « la malade apyrétique se lève le 27 janvier et l'on peut la croire guérie, » lorsque le 31 janvier une nouvelle reprise fébrile a lieu. T. 38,8. On ne constate pas de plaque érysipélateuse, mais la malade tousse, et l'on perçoit à la base droite du thorax quelques râles crépitants.

1er février. Le thermomètre atteint 40,2. Dyspnée toujours marquée, sans qu'on puisse trouver d'autres râles que quelques ronchus sous-crépitants à droite et sibilants des deux côtés. Ces phénomènes persistent le 2 février, s'accompagnant d'une douleur de côté, à droite. Le lendemain apparition au côté droit de la face d'une plaque érysipélateuse qui s'étend le jour suivant au cou et à la partie supérieure du thorax.

L'état général s'aggrave, les phénomènes thoraciques persistent d'ailleurs sans augmentation, et la malade succombe dans un état comateux.

A l'autopsie, indépendamment des lésions cardiaques et aortiques diagnostiquées pendant la vie, on constate des altérations pulmonaires intéressantes, surtout à droite, où les lobes supérieur et inférieur sont le siège d'une congestion séro-sanguine interne, très prédominante au lobe inférieur; congestion moins intense à gauche. La trachée, fortement injectée, présente une teinte rouge très marquée; les bronches, remplies d'un liquide muco-purulent, présentent une teinte écarlate.

Les résultats de l'examen histologique pratiqué par M. Damaschino ont été les suivants : les lésions, constatées au microscope, sont celles de la broncho-pneumonie. Les seules particularités notables ont trait à l'intensité de la congestion et la grande abondance de la fibrine. Il existait, en effet, une véritable distension des vaisseaux capillaires par les globules sanguins.

Tout spécialement, dans la périphérie des lobules, au niveau des points simplement congestionnés, la cavité de ces alvéoles splenisés renfermait, outre des cellules épithéliales granuleuses, un exsudat très finement grenu, sans trace de fibrilles et tout à fait semblable à celui qui existe dans la pneumonie au premier degré. Les alvéoles péribronchiques étaient remplis par un réseau fibrineux d'une richesse remarquable et dont les fibrilles atteignaient une épaisseur peu commune; entre les mailles de ce réseau, on ne trouvait emprisonnés que de très rares leucocytes et un fort petit nombre de cellules épithéliales devenues globuleuses et criblées de granulations, dont quelques-unes de nature pigmentaire. Quant aux lymphatiques (aussi bien ceux de la périphérie des lobules que ceux qui entourent les artères et les bronches), ils présentaient leurs cellules endothéliales, en couche tantôt continue et tantôt interrompue, les cellules étant en partie tombées dans la lumière des vaisseaux; çà et là, quelques leucocytes et parfois des sortes de coagulations finement grenues et semblables aux exsudats des alvéoles atteints de splénisation; en aucun point, il n'y avait de réseau fibrineux. Par contre, les artères, même de petit calibre (1 millimètre de calibre intérieur, par exemple), contenaient un caillot composé dans une des moitiés (l'inférieure) de globules sanguins exclusivement, et dans l'autre moitié (la supérieure) de fibrine à fibrilles très fines, emprisonnant les hématies et quelques leucocytes.

Dans les deux observations précédentes, la symptomatologie de l'affection s'est bornée à peu de chose. Nous rapportons ici une observation de M. Stackler qui nous paraît assez bien résumer la marche de la maladie, et peut nous servir de type de description :

Observation III.

(Hôtel-Dieu, service de M. le Dr Hérard, novembre 1879.)

Erysipèle ayant successivement atteint le pharynx, la face, le poumon, le dos; par Stackler. Th. Paris, 1881.

Y..., âgée de 24 ans, domestique, est entrée à l'Hôtel-Dieu, salle Sainte-Madeleine, lit n° 5.

Aucune maladie dans son enfance, sauf la rougeole. Aucun antécédent héréditaire. Une première couche bonne, enfant bien portant. Actuellement enceinte de six mois. Elle n'a pas eu d'érysipèle jusqu'ici.

23 novembre. Il y a trois jours, elle se sent affaiblie, continue néanmoins son travail.

Le 25. Frissons; elle se couche, céphalalgie très vive, douleur en avalant.

Depuis quelques jours, elle avait, dit-elle, un léger rhume de cerveau. (Pas d'ulcération ni de croûtes dans le nez.) Epistaxis légère.

26 novembre. A son entrée à l'hôpital, elle offre l'état suivant : céphalalgie intense, aspect typhoïde, insomnie, vertiges; pas de diarrhée, pas de douleur du ventre; aucune tache; rien dans la poitrine ni au cœur. Une nouvelle épistaxis peu abondante. L'examen de la gorge est très difficile; les ganglions sous-maxillaires et ceux de la partie postérieure du cou sont douloureux, mais très rouges, ainsi que le voile du palais, la luette et le larynx.

La langue est rouge au bord et à la pointe, sèche dans le milieu. Soir, T. 40°, P. 120.

Le 27. L'état général persiste.

Matin. Une selle non diarrhéique, T. 39,5, P. 100.

Les amygdales sont moins rouges, les ganglions sont toujours très douloureux, la déglutition est moins pénible que la veille.

Lorsqu'on vient à presser la face, on produit de la douleur. Pas d'œdème, pas de rougeur, sauf dans un point bien limité; au-dessus de la racine du nez se trouve un léger soulèvement œdémateux, grand comme une pièce de cent sous, douloureux, sans rougeur.

Pas d'albuminurie (lait, lavement purgatif). Soir, T. 40°, P. 120.

Le 28, au matin. Même état général. Petite toux sèche, enrouement. Une douleur profonde le long du sternum. Le coryza a disparu complètement.

La déglutition est plus facile que la veille. Le pharynx est beaucoup moins rouge; mais les ganglions sous-maxillaires et ceux du cou sont toujours douloureux. La langue est moins sèche.

La face est rouge, commence à s'œdématier. Erysipèle de

la face évident. Les oreilles sont gonflées, les paupières de même ; c'est du côté gauche de la face que les signes sont les plus prpnoncés ; la rougeur empiète sur la région du cou. Rien au cœur.

Dans les poumons, nous trouvons, des deux côtés, au sommet, de gros râles sous-crépitants secs qui nous surprennent. A droite, submatité au sommet, en arrière, dans un espace grand comme la main. (La veille, nous n'avons pas perçu ces râles.) La malade n'a cependant aucun antécédent tuberculeux, ni héréditaire, ni personnel.

Point douloureux à droite, mais vague, léger.

Matin. T. 39,6, P. 110.

Soir. T. 40,2, P. 120.

Broncho-égophonie dans le poumon droit.

Matité nette, non plus seulement au sommet, mais aussi et surtout au niveau du lobe moyen. Quelques râles crépitants douteux ; râles sous-crépitants assez gros, nombreux. Souffle léger; nous diagnostiquons une pneumonie à droite (20 ventouses sèches). A gauche, toujours quelques râles sous crépitants au sommet, en arrière.

Le 29. La face est très tuméfiée, rouge, mais moins douloureuse.

Poumon droit : sous l'aisselle et au niveau du lobe moyen, souffle tubaire très net. Quelques râles sous-crépitants à la base.

Poumon gauche : l'état de la veille persiste. T. 40,4, P. 120. Dyspnée intense. Pas de crachats. (Les battements du fœtus sont très rapides.)

Pas d'albumine dans les urines. Etat général très inquiétant. On applique un large vésicatoire au niveau de la partie hépatisée.

Le 30. La rougeur de la face a pâli, Il existe dans le dos, surtout au côté gauche, une douleur très nette que fait naître a moindre pression. Pas de rougeur, pas de gonflement. Le souffle ne s'entend plus dans le poumon droit; quelques râles sous-crépitants.

A gauche, les râles sous-crépitants du sommet ont disparu. Matin, T. 39,6 ; soir, T. 38,7. L'état général s'est complètement modifié. La malade respire assez facilement. Pronostic favorable.

1er décembre. Il existe une rougeur érysipélateuse sur la

partie postérieure ce la cage thoracique. A gauche, elle occupe toute la hauteur du thorax. A droite, elle s'étend dans toute la partie située au-dessus du vésicatoire, qui a été placé au niveau du souffle, c'est-à-dire du lobe moyen. Cette surface rouge est terminée inférieurement par un bord saillant. La rougeur est un peu intense. L'érysipèle n'offre pas dans le dos l'acuité qu'il présentait les jours précédents à la face et au dos.

Poumons. — Les râles sous-crépitants du poumon gauche ont disparu ; la respiration est normale à ce niveau. A la partie inférieur de ce poumon, existent sur un point limité des râles sous-crépitants assez fins ; ils n'existaient pas la veille. A droite, l'auscultation, la percussion ne révèlent plus aucun signe. La respiration est un peu rude.

A la face et au cou, la rougeur a disparu, le gonflement de même; les ganglions sont à peine douloureux.

La malade est très soulagée. Etat général très amélioré. T. : matin, 37°; soir, 38,6.

Le 2. La rougeur de la paroi thoracique postérieure a diminué considérablement.

Appétit. Plus de fièvre. Etat général bon. La malade peut être considérée comme guérie. Les jours suivants, le rétablissement s'achève.

Résumé. — Une femme, jeune, robuste, enceinte de 6 mois, est prise, le 26 novembre, d'une angine qui a été précédée d'un coryza dont on n'a pu voir que la fin. Etat général grave.

Le 27. Début d'un érysipèle de la face qui devient douloureuse.

Le 28. L'angine a diminué. L'érysipèle de la face augmente. Douleur le long du sternum. Toux sèche. Les deux poumons offrent pour la première fois au sommet des râles sous-crépitants dès le matin. Dans la journée, point de côté léger. C'est une douleur vague à droite ; ce n'est pas le point de côté violent de la pneumonie franche. Le soir, souffle léger, submatité du côté droit. La température du matin étant de 39°,6, celle de ce soir 40°,2, la veille au soir 40°.

Le 29. L'érysipèle de la face a diminué.

Poumon droit : souffle tubaire; température 40°,4.

Dyspnée intense, pas de crachats.

On applique un vésicatoire malgré l'érysipèle.

Le 30. La face a pâli.

A droite, le souffle a disparu; quelques râles sous-crépitants.

A gauche, il reste quelques râles analogues.

Sur le dos, l'érysipèle commence; il est peu intense. La température est tombée à 39°,6 le matin; 38°,7 le soir.

Le 1er décembre. L'érysipèle du dos atteint son maximum. Il est surtout marqué à gauche. Il n'atteint pas la surface où a été appliqué le vésicatoire. Celui-ci répond à la partie du paumon droit, qui est hépatisée. La pneumonie droite est guérie. Dans le poumon gauche apparaissent quelques râles sous-crépitants à la base, ceux du sommet ont disparu. Etat général excellent. La guérison s'achève les jours suivants.

Nous avons choisi cette observation entre beaucoup d'autres, parce qu'elle indique nettement la progression de la marche de la maladie. Elle résume jusqu'à un certain point le type clinique établi par M. Stackler.

Nous allons en décrire brièvement l'histoire.

Dans le cours d'un érysipèle de la face qui a commencé ou non par une angine, de nouveau la gorge se prend et devient douloureuse en présentant une coloration d'un rouge luisant. Puis, le lendemain ou le surlendemain, la voix devient voilée, le malade ressent des picotements au niveau du larynx ; et peu de temps après, se produit une douleur en arrière du sternum. En même temps, une toux sèche vient indiquer une détermination bronchique ou pulmonaire, et l'auscultation permet de constater l'existence de râles sous-crépitants en un ou plusieurs points de la poitrine. Bientôt le souffle tubaire accompagne les râles ; l'état général s'aggrave : dyspnée, température élevée 39°,5 à 40°,5. En même temps, l'érysipèle progresse de son côté sans que la détermination pulmonaire ait paru influencer sa marche. Au bout de quatre à cinq jours, les symptômes thoraciques s'amendent et le malade guérit rapidement, ou bien il succombe par suite de la progression rapide de cette pneumonie spéciale.

Il est impossible, en présence d'un fait pareil, de nier la propagation aux voies aériennes du processus érysipélateux. La vue permet de constater sa pénétration dans l'arrière-gorge ; puis des symptômes très nets ; modification de la voix, douleur rétro-sternale, nous indiquent assez que la maladie descend dans le larynx et la trachée ; c'est alors, *mais alors seulement*, que les signes d'une lésion pulmonaire se produisent. En somme, et c'est là le fait important, il n'y a pas eu repercussion, il n'y a pas eu métastase ; il y a eu une inflammation spéciale se propageant peu à peu, suivant sa marche ordinaire, et produisant dans les divers organes qu'elle atteint des troubles fonctionnels ou des symptômes physiques qui nous revèlent d'habitude la phlegmasie de ces organes.

Est-ce à dire que dans tous les cas on pourra établir aussi nettement la progression de la maladie ?

Non, certainement ; et dans le fait de M. Strauss en particulier, que nous aurons du reste l'occasion de rapporter, le larynx n'a pas été touché, quoique l'érysipèle se soit manifestement propagé du larynx à la trachée.

Dans ces cas, peut-on admettre la propagation ?

Nous devons ici faire quelques restrictions. Certes, il est possible que l'érysipèle se propage d'un organe à l'autre, en laissant entre les deux plaques inflammatoires un pont de tissu sain ; mais il est dès observations dans lesquelles il est impossible de voir la continuité du processus.

M. Stackler pense que dans ces cas la forme même de la manifestation pulmonaire peut jusqu'à un certain point nous guider et nous permettre encore, malgré l'absence de continuité, d'affirmer la propagation ou tout au moins la nature de la complication.

« Nous croyons, dit-il, qu'il n'est pas difficile de dégager de la diversité des symptômes un type fondamental, car cette irrégularité n'est qu'apparente. Nous oserions presque dire qu'elle est régulière, et, qu'à ce titre, elle devient un caractère véritable de la maladie, si l'on veut bien songer que cette affection est à la fois un érysipèle et une broncho-pneumonie.

« A l'érysipèle elle emprunt ses signes généraux, sa marche ; à la broncho-pneumonie ses signes locaux. Voyez un érysipèle de la face, il naît le plus souvent à la racine du nez. C'est une plaque rouge, limitée par un bord sailllant ; elle se prolonge sur un côté de la face, quelquefois sur les deux. L'érysipèle est intense ou léger. Il se localise sur cette partie du tégument interne, ou envahit non seulement le visage tout entier, mais encore le cou, la poitrine, les membres, etc... Il est fixe, serpigineux ou ambulant. » De même, dit-il, la pneumonie lobulaire érysipélateuse « se localise sur un point du poumon ; c'est la forme fixe de l'érysipèle cutané ; elle voyage dans les deux organes, c'est l'érysipèle serpigineux ; elle envahit les deux lobes du poumon droit et en quatre jours aboutit à l'hépatisation grise, c'est l'érysipèle phlegmoneux. »

Cette assimilation peut être vraie ; nous admettons même qu'elle le soit. Que pouvons-nous en conclure ? Rien, si ce n'est que l'érysipèle du poumon peut être fixe ou progressif, se terminer par résolution ou par hépatisation grise. Mais cela est vrai aussi pour les inflammations vulgaires du parenchyme pulmonaire et par conséquent n'offre rien de spécial à la maladie qui nous occupe, rien qui nous permette d'affirmer sa nature.

Pouvons-nous alors nous adresser aux autres symptômes soit locaux soit généraux ? Pas davantage. Voyons encore à ce sujet ce que dit M. Stackler : « De cette variabilité d'étendue et d'intensité dans les formes anatomiques découle celle des symptômes locaux. Ce sont des râles sous-crépitants persistants ou passagers, fixes ou mobiles, précédés ou accompagnés de quelques râles sibilants et ronflants, ou ce sont des signes d'induration pseudo-lobaire : matité, souffle tubaire intense, broncho-phonie, augmentation des vibrations thoraciques. » Voilà pour les signes locaux.

Quant aux phénomènes généraux : « Le point de côté n'est jamais violent. Il s'agit d'une douleur le plus souvent vague et légère. Nos observations sont d'accord sur ce point. *Il est vrai que le point de côté initial n'est pas le fait d'une pneumonie ordinaire qui survient dans le cours d'une affection aiguë*... Ce que nous disons du point de côté s'applique aux frissons; rien n'indique qu'ils dépendent de la pneumonie; tout porte à croire qu'ils appartiennent à l'érysipèle... La dyspnée existe dans la plupart des cas, elle peut devenir excessive. »

Remarquons cependant que dans l'observation de M. Labbé la dyspnée n'est pas mentionnée, et que la veille même de la mort, l'observation porte « *respiration facile* ».

« L'expectoration fait défaut ou elle est fort rare. »

Ainsi, ce n'est ni dans les symptômes locaux, ni dans les symptômes généraux que l'on trouvera l'affirmation de l'érysipèle du poumon. Tout au plus peut-on dire que la maladie que nous désignons ainsi se reconnaît à la rapidité de sa marche et au peu d'abondance de son expectoration.

Nous sommes donc absolument d'accord avec M. Stackler quand il ajoute : « Dans la broncho-pneumonie érysipélateuse, il est absolument impossible de trouver rien de caractéristique si l'on envisage chaque symptôme en particulier. Ce qu'il y a de caractéristique, c'est la filiation et l'enchaînement des accidents dont le point de départ ou l'aboutissant est un érysipèle de la face et dont l'évolution, parfois serpigineuse ou ambulante, toujours rapide, est celle de l'érysipèle cutané. »

De ce qui précède, nous sommes en droit de conclure :

L'érysipèle facial peut se propager par voie de continuité dans les voies respiratoires et y créer une complication ayant une évolution un peu spéciale.

Cette broncho-pneumonie érysipélateuse ne peut être affirmée que lorsque les symptômes ont nettement prouvé que c'était bien l'érysipèle *lui-même, en tant* que lésion inflammatoire, qui avait envahi la trachée et les bronches.

Dans le cas contraire, on ne trouve pas dans l'appareil symptomatique des raisons suffisantes pour admettre que les lésions pulmonaires et les lésions cutanées appartiennent au même processus.

Il nous reste donc à examiner ce que peuvent être les autres complications thoraciques survenant dans le cours de l'érysipèle.

C'est ce qui fera le sujet de la seconde partie de notre travail.

CHAPITRE II.

DE LA PNEUMONIE DITE ÉRYSIPÉLATEUSE.

Ce n'est pas sans raison que nous avons intitulé le premier chapitre : Erysipèle des bronches et du poumon, et que nous donnons à celui-ci le titre de pneumonie érysipélateuse. Il y a, en effet, une différence capitale entre ces deux manifestations morbides, que leur appellation semblerait pourtant autoriser à réunir en un seul et même groupe. Nous croyons même que si la première appartient nettement à l'érysipèle, la seconde n'a avec lui qu'un rapport plus ou moins grand de similitude, bien loin d'avoir une identité ou même une analogie de nature.

Que faut-il donc entendre par pneumonie érysipélateuse?

Nous avons vu que l'érysipèle facial peut se propager au poumon; de même une inflammation pulmonaire peut être le point de départ d'un érysipèle facial et révéler peut-être par là sa nature spécifique. Les exemples n'en sont pas très rares, M. Cuffer en a publié un cas dans la *France médicale*, et nous avons eu nous-même l'occasion d'en observer deux exemples que nous reproduisons ici :

Observation IV.

F. Cuffer, France médicale, 23 juin 1880.

L.., âgé de 55 ans, entre à l'hôpital Necker, le 19 juin 1876, service de M. le professeur Potain. Huit jours avant son entrée à l'hôpital, cet homme fut pris pendant son travail de fièvre intense, accompagnée de violents frissons, de vomissements, et en même temps de gêne respiratoire très accentuée, sans point de côté.

Pendant les premiers jours, la fièvre persiste, l'appétit fut complètement perdu, la dyspnée augmenta, mais il n'y eut pas d'expectoration visqueuse, pas de crachats pneumoniques, le malade ressentit une douleur assez marquée à la base de la poitrine à droite ; le ventre au niveau de l'hypochondre droit devint sensible à la pression.

Le jour de l'entrée à l'hôpital, on constate une gêne respiratoire assez marquée, les conjonctives présentent une teinte subictérique très notable, le foie est un peu volumineux, légèrement sensible à la pression. Pouls 92; T. 38°,8. Pas d'expectoration.

Langue saburrale, anorexie, constipation, courbature générale, céphalalgie.

A l'inspection de la poitrine, on trouve à la base du poumon droit, en arrière, une matité assez étendue avec augmentation des vibrations thoraciques ; à ce niveau, la respiration est soufflante et on perçoit nettement de nombreux râles sous-crépitants. Le cœur est sain.

En présence de cet ensemble symptomatique, en tenant compte du mode de début et de la marche de la maladie, on porta le diagnostic pneumonie de la base droite en faisant toutefois certaines réserves au point de vue de la congestion pulmonaire, car il y avait également quelques râles sous-crépitants fins à la base du poumon gauche, et dans l'espèce, M. Potain pensa que cette congestion avait pu dépendre d'une grippe ; les symptômes accusés par le malade étant de nature à permettre aussi cette supposition. Il avait en effet un état d'abattement tel qu'on l'observe souvent à la fin d'une pneumonie ou dans la grippe.

Par conséquent, pneumonie droite en voie de résolution

ou grippe avec congestion pulmonaire, telles étaient les deux hypothèses possibles.

Les deux jours suivants, même état général, mêmes signes à l'auscultation des poumons. Mais le troisième jour au matin, on constate sur le nez une plaque érysipélateuse; l'érysipèle s'étendit assez rapidement au reste de la face, mais sans s'accompagner d'un mouvement fébrile intense.

Il n'y eut aucun signe de laryngite ni d'angine. Cet érysipèle fut bénin et quelques jours après le malade fut guéri de l'affection pulmonaire et de l'érysipèle de la face.

L'apparition de cet érysipèle de la face fit penser que peut-être on avait eu affaire à une pneumonie érysipélateuse. C'est alors que le malade nous dit que quelques jours avant le début de la maladie il avait couché dans le même lit qu'un de ses fils, atteint lui-même d'érysipèle de la face.

Il semble donc que cet homme nous offre un exemple d'érysipèle interne, s'étant primitivement manifesté sur le poumon, et suivi d'érysipèle de la face. Je ferai remarquer que l'érysipèle paraît avoir sauté, pour ainsi dire, du poumon sur la face sans avoir envahi les parties intermédiaires; car, ainsi que je l'ai fait observer, il n'y a eu aucun phénomène de laryngite, ni d'angine, avant l'apparition de l'érysipèle de la face.

Observation V (personnelle.)

Ripault (Louis), 36 ans, garçon de salle. Entre le 31 mars 1883 à l'Hôtel-Dieu, service de M. le professeur G. Sée (salle Saint-Joseph, n° 20).

Pas de maladies antérieures; pas de syphilis, pas d'alcoolisme.

Le 29 mars. Il éprouve un frisson violent, à la suite d'un refroidissement, dit-il.

Point de côté sous le mamelon gauche.

Anorexie, inappétence, vomissements, fièvre.

Entré le 31 mars.

Le point de côté persiste toujours avec la même intensité sous le mamelon gauche.

Percussion. Submatité à la partie postérieure du poumon gauche, légère exagération des vibrations thoraciques.

Auscultation. A gauche, souffle plus intense au niveau de l'angle inférieur de l'omoplate ; bouffées de râles crépitants siégeant surtout à la partie moyenne.

Expectoration abondante, couleur brique pilée et absolument pathognomonique.

Fièvre intense. T. soir 40°,2.

Le pouls est plein, accéléré, 120.

La langue est sèche, légèrement rouge à la pointe. Le malade a eu du délire pendant la nuit et s'est levé plusieurs fois de son lit.

1er avril. Les mêmes phénomènes généraux et les signes stéthoscopiques persistent.

T. matin 40°,2 ; soir 40°,4.

Le 2. Auscultation. On est très étonné de ne plus trouver dans le poumon gauche aucun bruit, plus de souffle, plus de râles crépitants, plus de murmure vésiculaire.

T. matin 40°,1 ; soir 40°,4.

Le 3. T. matin 39°,8; soir 40°,6.

Le 4. T. matin 40° ; soir 40°,2.

Le murmure vésiculaire est perçu dans une faible étendue, on commence à entendre de nouveau du souffle et des râles crépitants.

Le 5. T. matin 39°,8 ; soir 39°,4.

Le 6. T. matin 37°,8 ; soir 37°,6.

La défervescence de la température a eu lieu le matin.

L'état général s'amende ; la fièvre est moins vive.

De gros râles de retour se font entendre en grande abondance.

Le malade accuse une grande sensation de bien-être et demande à manger. Il semble entrer en convalescence.

Le 10. Le malade paraissait guéri lorsque au pourtour des ailes du nez de chaque côté apparaît une rougeur vive et luisante, avec sensation de chaleur et d'empâtement à ce niveau. En même temps, la fièvre reprend ; état gastrique très marqué ; vomissements répétés, insomnie. Pas de délire. T. matin 39°,8 ; soir 40°,2.

Traitement. Rhum 100 gr.; sulfate de quinine 2 grammes.

Le 11. La rougeur érysipélateuse s'est étendue du nez à la joue droite qui ne tarde pas à être complètement envahie. Il existe une plaque rouge uniforme au milieu de laquelle, au niveau des pommettes, il existe quelques phlyctènes remplies de sérosité, mais dans le reste de son étendue, l'érysipèle est complètement lisse.

Même état général que la veille. T. matin 39° ; soir 39°,4.

Le 12. Progression de l'érysipèle. Il suit une marche ascendante et envahit le front.

Il ne paraît pas devoir s'arrêter, car il est limité du côté du cuir chevelu par un bourrelet saillant qui indique la progression probable de l'érysipèle. T. matin 39°,6 ; soir 39°,8.

Le 13. Le cuir chevelu est effectivement atteint. La pression y détermine une vive douleur.

Céphalalgie frontale et occipitale très vive.

Insomnie. T. matin 39°,2 ; soir 40°.

Le 14. La région occipitale est atteinte, puis l'oreille du côté droit. T. matin 39°,8 soir 40°,2.

Le 15. L'éruption du côté droit commence à se résoudre ; la desquamation épidermique se produit, mais il se forme une nouvelle poussée érysipélateuse sur la joue gauche. T. matin 39°,4 ; soir 39°,8.

Le 16. Persistance des mêmes symptômes, état gastrique toujours très accentué.

Il tousse toujours. A l'auscultation on entend quelques râles sous-crépitants, disséminés dans toute la partie inférieure du poumon gauche, mais en quantité très minime. T. matin 39°,6 ; soir 40°.

Le 17. Diminution dans l'intensité de coloration de l'érysipèle, il ne s'est pas propagé. T. matin 39° ; soir 39°,3.

Le 18, 19, 20. Les phénomènes généraux vont en s'amendant, la langue redevient humide, la fièvre a diminué considérablement, la desquamation érysipélateuse commence. Le thermomètre tombe à 37°. A l'auscultation, plus de râles dans la poitrine.

Les jours suivants les forces et l'appétit reviennent peu à peu, et il ne survient plus aucun phénomène notable.

Observation VI (personnelle.)

Service de M. le Dr Leven, hôpital de Rothschild.

X.., âgée de 88 ans, pensionnaire de la maison de retraite, entre à l'infirmerie le 1er février, se plaignant d'un point de côté sous la mamelle droite et d'une gêne respiratoire peu intense.

La peau est chaude, un peu moite. T. matin 37°,8, soir 38°.

Percussion. Submatité légère en arrière à droite, et à la base vibrations thoraciques conservées.

Auscultation. Au deux tiers inférieurs on entend des râles sous-crépitants fins et un léger bruit de souffle. Pas d'expectoration.

La malade se plaint d'une faiblesse assez grande.

Prescription : vésicatoire et potion de Todd.

Le 2. On constate à la visite sur le front une teinte d'un rose pâle, uniforme, nettement circonscrite à sa partie inférieure, c'est-à-dire au niveau des arcades sourcillières et se terminant nettement par le bourrelet caractéristique. A la partie supérieure, l'éruption se termine insensiblement sur le cuir chevelu qui présente sa teinte normale, mais est douloureux à la pression sur une petite étendue.

Aucun changement dans les signes sthétoscopiques du côté des voies respiratoires.

La langue est blanche, humide, saburrale.

Anorexie complète, soif vive. T. matin 38° ; soir 38°,4.

La malade a reposé la nuit.

Prescription. Potion de Todd, application d'éther camphré sur les parties malades.

Le 3. L'état général est meilleur. La malade respire plus facilement.

A l'auscultation on constate une diminution très notable des râles constatés le premier jour. Le souffle fait complètement défaut.

L'érysipèle a pâli ; son étendue reste stationnaire.

La plaie du vésicatoire est belle, aucune trace d'inflammation autour. T. matin 37°,3 ; soir 37°,5.

Le 4. Même état.

Le 5. La desquamation de l'érysipèle se produit ; les râles ont presque entièrement disparu. La respiration s'entend également des deux côtés.

L'appétit renaît, les forces reviennent les jours suivants et la malade nous quitte guérie le 10.

Ainsi, les observations précédentes en font foi, l'érysipèle peut commencer par le poumon et apparaître plus tard à l'extérieur.

On s'est demandé alors si l'affection ne pouvait pas rester simplement thoracique et s'il n'était pas possible d'admettre l'existence d'une pneumonie érysipélateuse, qu'on peut reconnaître à ses caractères particuliers.

Cette opinion a été adoptée par certains auteurs, examinons la valeur de leurs arguments. Tout d'abord on doit reconnaître que si la pneumonie paraît être dans beaucoup de circonstances une affection purement locale (certaines pneumonies *a frigore*, pneumonies traumatiques), il est des cas où la maladie revêt un caractère infectieux indéniable.

M. le professeur Germain Sée, dans une de ses leçons (Union médicale, 6 juin 1882 et suiv.), rapporte des observations très nettes de pneumonie ayant revêtu un caractère infectieux. « On voit, dit-il, de temps à autre, dans une famille, dans une maison, dans un village, des pneumonies se manifester le plus souvent avec un caractère particulier de gravité, frappant coup sur coup un grand nombre de personnes, et se comportant non à la manière de la pneumonie ordinaire, telle que vous la connaissez, mais avec toutes les allures d'une pneumonie spécifique et infectieuse.

« J'ai observé dans ces derniers temps plusieurs faits de ce genre qui m'ont vivement frappé. Il y a quelques semaines, j'étais appelé dans une famille composée du père, de la mère et de deux enfants. Huit jours auparavant, en sortant de table, le père et la mère avaient été pris en même temps d'un violent frisson. Dès le lendemain, le médecin avait reconnu chez tous deux les signes d'une pneumonie lobaire. La maladie durait depuis huit jours avec un caractère typhique tel, qu'on aurait pu croire à une fièvre typhoïde si la pneumonie n'avait été reconnue dès le premier jour, pour ainsi dire : prostration complète, adynamie profonde, lèvres et langue sèches, ballonnement du ventre, température très élevée, subdélirium continu.

« La femme mourut dans cet état le dix-huitième jour; le mari succomba quatre jours après, avec les mêmes phénomènes généraux; la pneumonie avait débuté par le lobe inférieur gauche, envahissant rapidement toute la hauteur du poumon. Chez la femme, la pneumonie siégeait à droite.

« Dans ce cas, les enfants, qu'on avait éloignés dès le début de la maladie, furent épargnés. Dans un autre cas dont je viens d'être témoin, il y a quelques jours, les enfants furent au contraire atteints à l'exclusion des personnes adultes. Sur cinq enfants, trois furent frappés de pneumonie à quelques jours de distance; un seul eut des symptômes qui firent penser d'abord à une fièvre typhoïde. Tous trois d'ailleurs ont guéri.

« Enfin, j'ai vu l'année dernière avec le Dr Ranond, un troisième fait fort analogue au premier. Jn homme de soixante ans succomba en quelques ours à une pneumonie adynamique. Sa femme, ıgée de quarante ans, forte et bien portante, prend ı son tour la maladie, et meurt six jours après son nari. »

Le savant professeur de l'Hôtel-Dieu résume ıinsi son opinion : « A côté de la pneumonie lobaire ranche qui est pour moi une phlegmasie locale du ɔoumon et non une fièvre à détermination pulmo-ıaire, il existe une pneumonie produite par un ɡerme infectieux, de nature probablement spéci-ique ou du moins spéciale. Cette pneumonie qui ɔeut régner épidémiquement, comme le prouvent des ɔbservations déjà nombreuses, est une pneumonie ibrineuse qui ne me paraît différer en rien comme ésions anatomiques et comme signes locaux de la ɔneumonie ordinaire. Elle s'en distingue habituel-ement par son caractère infectieux, c'est-à-dire ɔar son retentissement sur les autres organes; en ɔarticulier sur la rate, retentissement splénique; sur les reins, albuminurie; sur les membranes séreuses, péricardite, pleurésie; et par sa tendance à atteindre épidémiquement un grand nombre d'in-lividus. »

Se basant sur l'existence indéniable de ces pneu-monies infectieuses, certains auteurs, qui admettent la possibilité de déterminations pulmonaires de l'érysipèle sans phlegmasie cutanée, ont voulu voir dans ces pneumonies infectieuses la manifestation interne de l'érysipèle.

Il existe, diront-ils, des pneumonies intermittentes sans d'autres symptômes d'impaludisme; dans un autre ordre d'idées, on décrit des goitres exophthalmiques sans goitre et même sans exophthalmie; pourquoi en raison de la possibilité d'un érysipèle broncho-pulmonaire, soit primitif, soit secondaire, n'admettrait-on pas la possibilité d'un érysipèle broncho-pulmonaire, qui, pour une raison ou pour une autre, se limite au poumon et n'arrive pas jusqu'à l'extérieur. Du reste, les analogies de l'érysipèle et de la pneumonie sont grandes : les deux affections peuvent prendre les allures de maladies infectieuses; toutes deux peuvent se révéler par leurs symptômes généraux avant que l'apparition des signes physiques ait permis d'affirmer la localisation; chez toutes les deux, les manifestations générales peuvent être en désaccord complet avec l'intensité des phénomènes locaux. Enfin, de quel nom appeler ces pneumonies bizarres qui marchent absolument à la façon d'érysipèles; et qui, d'ailleurs, comme les érysipèles, empruntent toute leur gravité à la gravité de l'état général. Ne faut-il pas, avec Kussmaul, dire qu'il s'agit là d'une maladie vraiment érysipélateuse?

Avant de répondre à cette question, examinons une observation de cette pneumonie dite érysipélateuse; le cas rapporté par Trousseau (Clin. méd.) est très net et peut servir de type.

Dans ce cas, « la phlegmasie parenchymateuse, au lieu de se limiter là où elle s'est primitivement développée, a une singulière tendance à envahir les autres parties, elle a une forme ambulatoire analogue à celle que présente le phlegmon du tissu cellulaire et que l'on nomme l'érysipèle phlegmoneux.

« En deux mots, dit Trousseau, voilà ce qui s'est passé chez notre malade. Il est entré dans les salles de la Clinique, il y a dix jours, se plaignant d'un point de côté violent, tout à fait à la base de la poitrine, du côté droit. Dans son crachoir, nous voyons des crachats péripneumoniques très légèrement visqueux. L'oppression était considérable, la fièvre ardente. Bien que ces éléments de diagnostic ne laissassent aucun doute possible sur l'existence d'une pneumonie, nous n'en trouvions aucun signe physique à l'auscultation. Nulle part, quelque attention que nous y ayons mise, nous n'entendions de râles ou de souffle. Nous pensions donc à une pneumonie centrale, et nous prévoyions bien que prochainement l'hépatisation, étant plus avancée, arriverait jusqu'à la surface, et qu'à ce momont se produiraient les phénomènes stéthoscopiques que nous cherchions alors en vain. A notre seconde visite, en effet, au niveau de la dixième côte, en avant, nous entendions quelques râles crépitants fins. Rien ne manquait alors pour caractériser la lésion.

« Cependant, les jours suivants, les notions fournies par les signes physiques nous indiquaient que la phlegmasie pulmonaire s'étendait; elle gagne d'abord vers le milieu du creux axillaire, puis sembla s'arrêter, et dans l'ensemble des symptômes présentés par le malade, nous constatâmes une amélioration réelle. La fièvre était tombée, l'appétit commençait même à se prononcer, lorsque bientôt la partie supérieure du lobe inférieur se prit; bientôt encore le lobe supérieur s'engagea à son tour; les accidents généraux reprirent aussi une acuité considérable; des phénomènes ataxiques, le délire, survinrent et l'individu succomba.

« Voici donc une pneumonie très peu grave en apparence, très circonscrite à son début, paraissant se limiter dans un très petit espace le premier jour, semblant même entrer en résolution, qui se développe tout à coup avec une nouvelle et plus grande violence, pour envahir successivement, dans l'espace de huit à dix jours, la totalité du poumon, absolument comme nous voyons l'érysipèle phlegmoneux, primitivement limité à l'extrémité d'un membre, l'envahir progressivement tout entier et déterminer les plus grands désordres. » (Trousseau, Clin. méd. de l'Hôtel-Dieu, t. I, p. 887, 5e édit.)

Voilà donc un cas type de cette pneumonie érysipélateuse, à laquelle, en raison de sa marche et de sa terminaison, Trousseau donne, du reste lui-même, le nom de pneumonie *érysipélato-phlegmoneuse*. Le principal argument en faveur de la nature érysipélateuse de cette affection est tiré de son évolution. Au lieu de se produire en un point du poumon, d'y passer par les différentes phases que nous connaissons, de se développer et de mourir sur place, la maladie, au contraire, touche le poumon, croît rapidement en intensité et en étendue, puis paraît s'éteindre. Mais bientôt elle reprend de plus belle, envahissant d'autres parties du parenchyme pulmonaire, et arrivant comme dit Trousseau, à occuper progressivement la totalité du poumon. Ne sont-ce pas là les allures de l'érysipèle, n'est-on pas autorisé à voir là une maladie érysipélateuse?

Cet argument n'a pas, croyons-nous, la valeur qu'on lui a attribué. De ce qu'une maladie marche dans certains cas comme telle autre, ce n'est pas une raison pour admettre que les deux maladies n'en font qu'une. Le poumon est un organe qui se prête admirablement aux évolutions diverses et aux irrégularités du processus inflammatoire. Ne voyons-nous pas, dans la tuberculose, la maladie tantôt comme la pneumonie franche, se développer en un point et y subir toutes ses périodes pour arriver à la caverne sans que le reste du tissu soit en quelque sorte touché; tantôt au contraire, suivre dans sa progression une marche irrégulière tant au point de vue de la chronologie qu'au point de vue de la topographie, envahir quelquefois rapidement de grandes parties du parenchyme pulmonaire, laissant au milieu des régions altérées de larges plaques de tissu sain. Ainsi donc, on ne peut conclure d'une analogie d'évolution à une identité de nature. Et du reste, ne voyons-nous pas combien il est difficile parfois de diagnostiquer certaines lymphangites de certains érysipèles, alors même que la maladie se produit sous nos yeux? Ne sommes-nous pas, par cela même, conduits à admettre qu'une maladie inflammatoire simple peut revêtir les allures d'une maladie inflammatoire spécifique ?

Nous n'hésiterions certainement pas à admettre l'existence de cette pneumonie érysipèlateuse, si la nature de l'affection nous était révélée non seulement par sa marche, mais encore et surtout par l'apparition simultanée d'épidémies d'érysipèles. Eh bien! dans une quinzaine de grandes épidémies pneumoniques rapportées dans le travail remarquable de M. le Dr Demmler (Etude sur les pneumonies infectieuses, thèse de Paris 1882), on ne trouve la coïncidence d'érysipèles signalée qu'une seule fois, et encore il faut se hâter de dire qu'il y eut à l'infirmerie (il s'agit de l'épidémie des prisons de l'Akershus) tout autant de rhumatismes articulaires que d'érysipèles, et que la pneumonie avait dans cette épidémie, au point de vue de la marche des lésions, le caractère de pneumonie franche et nullement migratrice. Nous croyons donc ici à une simple coïncidence.

A côté de cette épidémie, nous en trouvons d'autres dans le même travail, dont les manifestations pneumoniques ont nettement suivi la marche des pneumonies dites érysipélateuses. Parmi ces épidémies, nous devons surtout citer celles qui ont été étudiées à la prison de Moringen (Allemagne), par Kuhn, médecin de l'établissement pénitentiaire. L'étude de Kuhn porte sur plus de 150 cas; sa description clinique vaut la peine d'être rapportée ici.

« Pendant quatre à huit jours, on observait les prodromes d'une maladie vague qui commençait par de légers troubles de l'appétit, puis venait le caractère d'un affaiblissement croissant, avec sensation de vertige, sommeil agité, interrompu par des cauchemars, douleurs de reins et tiraillements dans les membres. Puis, le plus souvent, il survenait des frissons répétés, la sensation de malaise allait croissant, et la température s'élevait rapidement, si bien qu'au moment de l'entrée du malade à l'infirmerie, elle n'était jamais inférieure à 39°; presque toujours elle dépassait 40°. Quelquefois la scène s'ouvrait par un frisson violent, mais c'était là l'exception. Enfin, assez souvent le début de la fièvre était accompagné d'accidents convulsifs.

« A l'examen des malades, on les trouvait dans un état de demi-ivresse, d'apathie marquée. Le pouls était le plus souvent plein, marquant 100 pulsations par minute, et plus. La fréquence de la respiration était un peu accrue; peut-être y avait-il un peu de toux, mais pas de douleur thoracique ni d'expectoration.

« Bien que la fièvre existât depuis deux et souvent plusieurs jours, l'exploration du poumon ne donnait rien de caractéristique. Percussion normale le plus souvent, tout au plus en un ou plusieurs points du poumon le son était-il remarquablement bref et accompagné d'une légère résonnance tympanique. L'auscultation dénotait un léger catarrhe et, dans les portions suspectes du poumon, quelques ronchus plus forts; rarement on percevait déjà dans certains points un souffle bronchique peu intense, comme venu de la profondeur de l'organe, ainsi que des bruits de frottement.

« La langue était couverte d'un enduit épais, et présentait déjà à la pointe un petit triangle rouge dont l'angle postérieur se prolongeait en une mince bande jusqu'au milieu de la langue, ou dont les bords offraient une teinte rouge plus marquée. La paroi postérieure du pharynx était rouge souvent dans une grande étendue ; la luette légèrement tuméfiée. Le ventre ne présentait ni taches, ni gonflement ; il était mou et dépressible. Régulièrement la matité splénique était déjà augmentée de près du double. L'urine assez dense (ordinairement 1020 à 1025) donnait un précipité albumineux abondant. Dans les deux tiers des cas, il y avait de la diarrhée.

« Le lendemain, c'est-à-dire le troisième ou quatrième jour après le début de la fièvre, le processus pleuro-pneumonique se révélait d'une façon évidente par ses signes habituels. Les foyers de pneumonie se rapportaient le plus souvent au type lobaire, mais ils avaient très souvent pour siège les lobes supérieurs et moyens du poumon droit.

« Plus tard ils se *distinguaient du type de la pneumonie franche en ce que l'hépatisation n'était pas fixe.* La matité persistait pendant deux ou trois jours, puis la sonorité reparaissait ; à la place des râles crépitants et de la respiration bronchique, on percevait de nouveau la respiration normale, tandis qu'une partie du poumon jusque-là indemne était attaquée à son tour. En cela *ce processus se rapproche de ce que l'on a appelé la pneumonie migratrice.* Enfin, dans certains cas, la fièvre était complètement tombée, les symptômes locaux étaient en régression; mais la matité splénique persistait, et brusquement on voyait survenir une nouvelle ascension de la température en même temps *qu'une nouvelle infiltration pneumonique dans les parties du poumon jusque-là indemnes.* Très souvent enfin, on constatait dans les lobes supérieurs des foyers d'hépatisation lobulaire soit seuls en foyers disséminés, soit concomitants du processus lobaire. »

Telle est la description de Kuhn. Comme on peut le voir, il s'agit bien ici de pneumonies revêtant un caractère infectieux, et ayant au point de vue local une marche analogue à celle de l'érysipèle, et pourtant dans ces épidémies, qui comptent plus de cent cinquante cas, la coïncidence d'érysipèle n'est pas signalée ! On ne peut donc pas admettre la nature érysipélateuse de la maladie, qui, certainement, sur un nombre aussi considérable de cas, se serait révélée par son signe propre : la manifestation cutanée.

Ces épidémies de Moringen ne sont pas du reste les seules dans lesquelles l'inflammation pulmonaire ait suivi la marche précédemment décrite, sans que l'érysipèle se soit jamais produit concurremment; l'épidémie de pneumonie qui a sévi à Florence, en 1878, se trouve encore dans le même cas :

« Le début était assez variable (dit M. Demmler, analysant le travail de M. G. Banti). Il en était de même de la marche dans certains cas, la pneumonie était fixe et restait limitée à la partie du poumon primitivement envahie. D'autres fois, elle avait une marche rapidement extensive, de façon à envahir progressivement les deux poumons. Quelquefois, enfin, l'inflammation présentait le caractère migrateur que nous avons déjà signalé dans la pneumonie de la prison de Moringen, caractère que Banti spécifie en disant qu'à *la façon de l'érysipèle*, l'inflammation envahissait les deux poumons l'un après l'autre, entrant en résolution dans les points primitivement envahis pendant qu'elle frappait ailleurs...

« Les signes physiques présentaient des particularités importantes à noter. Le souffle bronchique ne tardait pas à remplacer les râles crépitants du début, mais ce souffle était toujours moins intense que celui de la pneumonie franche, comme si, dit Banti, la condensation du tissu pulmonaire n'eût point été complète. » Dans les cas où on observait la forme migratrice, les signes physiques présentaient une physionomie dont nous croyons nécessaire de reproduire textuellement la description : « Dans une section du poumon contiguë à celle où l'on entendait du souffle, apparaissait d'abord du râle crépitant, puis du souffle bronchique, pendant que le souffle disparaissait du point primitivement atteint et était remplacé par des râles muqueux, puis par de la rudesse respiratoire.

« Pendant cette période, on pouvait voir alternativement disparaître et réapparaître le souffle bronchique dans un même point du poumon, d'où il faudrait conclure que la condensation du poumon pouvait se résoudre et se reformer avec une grande rapidité. Mais à mesure que les crachats perdaient le caractère sanguinolent, cette migration dans l'inflammation, cette mobilité des signes stéthoscopiques disparaissaient, et dans les parties malades on avait constamment de la matité et du souffle ; de plus, l'intensité de ce dernier avait augmenté. Plus tard les signes physiques subissaient les mêmes modifications que dans la pneumonie ordinaire. »

Le travail de Banti dans lequel les causes, la constitution médicale et les affections concomitantes sont minutieusement examinées, ne mentionne pas l'érysipèle. Ce mot n'y est même pas prononcé.

Ainsi voilà donc deux grandes épidémies de ces pneumonies érysipélateuses dans lesquelles l'érysipèle n'a pas paru une seule fois. Il nous serait facile d'en rapporter d'autres ; nous n'aurions qu'à prendre au milieu des faits nombreux consignés dans le travail de M. Demmler.

Mais cela nous suffit pour affirmer que ces pneumonies ne rentrent pas dans la catégorie de celles étudiées par M. le Dr H. Stackler, et que nous avons appelé des érysipèles broncho-pulmonaires.

On ne peut pas dire davantage qu'elles sont à l'érysipèle ce que sont à la scarlatine certaines épidémies graves d'angine dans lesquelles la manifestation cutanée est fugace, ou ne paraît pas.

Ce n'est pas à dire pour cela que la maladie érysipélateuse ne puisse se manifester par d'autre processus que par l'érysipèle. Tout le monde connaît les faits remarquables de l'hôpital Saint-Louis.

Pendant la dernière quinzaine du mois de janvier et la première quinzaine de février, la fièvre puerpérale sévit avec violence dans la salle Saint-Ferdinand, sur les accouchées de Saint-Louis. Bientôt l'épidémie prit des proportions inquiétantes. M. Hardy, qui dirigeait le service, suspendit les admissions. Après plusieurs décès, il ne resta plus que six femmes en couches trop malades pour pouvoir être transportées ; on les plaça dans des cabinets voisins.

M. Hardy remplit alors la salle Saint-Ferdinand de malades atteints d'affections cutanées et reçut les femmes en couches dans la salle Henri IV, rendue libre par ce transfert. L'épidémie puerpérale s'arrêta, mais en même temps une épidémie d'érysipèle éclata dans la salle Saint-Ferdinand, où avaient été transportées trente-deux femmes atteintes de diverses affections cutanées.

Cette exemple de contagion réciproque entre l'érysipèle et la fièvre puerpérale, démontrant en quelque sorte une analogie et peut-être une unité de nature, n'est pas un exemple unique, les faits abondent dans l'article Érysipèle du Dictionnaire de médecine et de chirurgie pratique. Par conséquent, ce fait est probant, et nous permet d'affirmer la possibilité des manifestations autres que l'érysipèle sous l'influence d'une maladie générale, que l'on peut appeler la maladie érysipélateuse.

Mais ici la preuve n'a pu être faite que par la production même de l'éruption caractéristique, et puisque cette éruption a manqué constamment dans les pneumonies dites érysipélateuses, nous nous croyons autorisé à leur refuser droit de cité, et à leur dénier toute identé de nature avec l'érysipèle.

Que si l'on veut, par un mot, rappeler que ces pneumonies marchent à la façon des érysipèles, nous croyons qu'il vaut mieux les appeler *pneumonies érysipélatodes*.

CHAPITRE III.

DES AUTRES COMPLICATIONS PULMONAIRES DANS L'ÉRYSIPÈLE.

Nous avons essayé de démontrer jusqu'à présent : 1° que l'érysipèle peut se propager au poumon ; 2° que les manifestations pulmonaires dites érysipélateuses, sans érysipèle, n'appartiennent pas à cette maladie.

Mais ne peut-on pas voir dans le cours d'érysipèles se développer d'autres complications pulmonaires que celles qui ont été décrites dans notre premier chapitre ? Si nous ne regardions que les analogies, si, pour répondre à cette question, nous nous contentions d'interroger les lois de la pathologie générale, la réponse déjà ne serait pas douteuse.

L'érysipèle en effet n'est pas seulement une maladie inflammatoire de la peau, c'est une maladie infectieuse. Si, en tant que dermite, elle peut, par suite de la propagation inflammatoire, arriver jusqu'aux bronches et produire l'*érysipèle broncho-pulmonaire*, ne peut-elle pas aussi, en tant que maladie générale, en tant que maladie infectieuse, avoir, elle aussi, comme les autres, des complications pulmonaires qui ne dépendent pas de l'éruption? En un mot, pour choisir un exemple dans une maladie analogue, ne peut-elle pas avoir sa note pulmonaire au même titre que la fièvre typhoïde a la sienne ?

L'érysipèle a des complications multiples portant sur le rein (albuminurie), sur le cœur (endocardites et péricardites), sur le cerveau et les méninges (méningites), sur la plèvre, etc. ; pourquoi n'aurait-il pas de complication à déterminations pulmonaires ?

Du reste, en laissant la théorie de côté pour interroger les faits, on trouve de nombreux exemples de complications bronchiques qui ne sont pas susceptibles de l'explication donnée au chapitre premier, et qui démontrent une classification à part.

Dans ces cas, on ne voit pas l'inflammation gagner progressivement le pharynx, le larynx, la trachée et les bronches, et lorsqu'on a occasion de pratiquer la nécropsie, on ne trouve pas de rougeur parcourant la trachée et se répandant dans une partie de l'appareil bronchique. Il s'agit là de déterminations bronchiques ou pulmonaires, d'intensité variable, coïncidant quelquefois avec des complications qui portent sur d'autres appareils (albuminurie), délire, ictère, etc., et qui, comme elles, relèvent de la maladie générale.

Ce qui confirme encore cette opinion, c'est que la complication thoracique, dans les cas que nous avons en vue, ne procède plus à la façon érysipélateuse. Elle envahit d'emblée la partie du poumon dans laquelle elle doit se localiser et ne se propage pas aux parties voisines ; elle n'a pas la marche serpigineuse, errante, que nous reconnaissons aux complications du premier groupe. Dans les formes légères qui sont plutôt des manifestations bronchiques d'une importance secondaire que des complications, on observe simplement un peu de toux sans réaction fébrile appréciable et à l'auscultation on trouve quelques râles ronflants et sous-crépitants disseminés çà et là dans la poitrine.

Ce ne peut être là un érysipèle broncho-pulmonaire, car l'érysipèle, en tant que phlegmasie dermique, a une certaine durée et produit toujours une éruption assez nettement limitée et d'une intensité suffisante pour qu'on puisse toujours affirmer l'inflammation. Il ne lui arrive jamais de produire çà et là des rougeurs éphémères, sortes de congestions cutanées sans fixité, disparaissant du soir au matin et n'entraînant pas avec elles l'élévation thermique spéciale.

L'érysipèle est bien une inflammation à caractères nettement définis, dont l'intensité est variable, sans doute, mais qui n'a pas le droit de dépasser un minimum connu. Eh bien, les caractères de cette inflammation, nous ne les trouvons pas dans les atteintes légères que les bronches peuvent subir du fait de la maladie.

Dans le cours d'un érysipèle facial (et je parle ici du résultat qui m'a éte fourni par la constatation de nombreux cas), dans le cours, dis-je, d'un érysipèle facial, qui du reste marche normalement et ne présente aucune exagération de symptômes, soit locaux, soit généraux, si l'on interroge le malade, car il faut souvent appeler son attention sur ce point, et si on recherche la note pulmonaire, on apprend qu'il tousse un peu, très légèrement. A l'auscultation, on trouve quelques râles ronflants et sibilants accompagnés parfois de râles sous-crépitants, un peu plus fréquents aux bases. Le lendemain, ces râles ont en partie disparu ; ils se sont produits le jour suivant, ou deux jours après, ils peuvent ne pas se reproduire.

Ce n'est pas, ce ne peut pas être là un érysipèle bronchique. C'est une complication pulmonaire légère, mais importante, parce qu'elle nous indique la possibilité de complications plus graves, susceptibles de la même explication.

Cela est si vrai, qu'il est possible, dans certains cas, de reconnaître, chez un même malade, d'une part l'érysipèle broncho-pulmonaire ; d'autre part, la complication dont nous parlons ; ces deux manifestations peuvent survenir en même temps.

La différence clinique et anatomo-pathologique peut être faite dans le cas suivant :

Observation VII.

(Straus, Revue mensuelle, 1879.)

Erysipèle de la face, de la bouche, du pharynx, Erysipèle de la trachée, de la bronche droite et de ses divisions. Pneumonie droite (érysipélateuse).

Bourlet (Jules), âgé de 26 ans, journalier, entre le 14 mars 1879, salle Saint-Augustin, nº 3, pour un érysipèle de la face.

C'est un homme grand, robuste, n'ayant éprouvé ni grandes fatigues, ni privations. Il n'est nullement alcoolique et n'a jamais eu d'affection syphilitique ni vénérienne.

Son père est mort d'accidents gastriques à 66 ans. Sa mère est bien portante; il a deux frères et une sœur qui n'ont jamais fait de maladie.

Le 10 mars dernier, sans cause appréciable, sans avoir subi de refroidissement, ni présenté de coryza, il fut pris de frisson, de fièvre, de vomissements; le surlendemain, 12, une plaque rouge douloureuse apparut sur la pommette gauche.

A son entrée, 14 mars, il présente une plaque érysipélateuse occupant toute la moitié gauche de la face, avec bouffissure considérable de la paupière. Cette plaque est surmontée de larges phlyctènes. Les ganglions sous-maxillaires des deux côtés sont douloureux. La fièvre est vive (40° le soir), sans délire, la langue saburrale, l'affaiblissement profond.

Prescription. — Ipéca stibié, extrait de quinquina, potion de Todd.

Les jours suivants, l'érysipèle ne présente rien de particulier, si ce n'est dans son extension vers la moitié droite de la face où il fut moins intense cependant qu'à gauche. Aucune propagation vers le cuir chevelu.

Le 17. La fièvre avait diminué notablement; l'éruption commençait à desquamer du côté gauche; il ne présentait qu'un peu de rougeur œdémateuse sur la paupière et la pommette du côté gauche.

Le 20. Le malade se trouvait assez bien pour demander à se lever. Cependant il paraissait encore abattu; on prescrivit le repos au lit, et les toniques furent continués.

Le 23. Dans la journée il se trouve mal à l'aise; il éprouve une *douleur dans le côté droit*, peu vive et très supportable, *sans ressentir de frisson.* Il tousse, mais sans expectorer.

Le lendemain 24, au matin, fièvre violente.—Temp. 40°,4. Pouls 108.

Les traits sont altérés et l'abattement est considérable.

La face, le cou et le cuir chevelu ne présentent aucun indice d'une nouvelle poussée d'érysipèle; mais la langue est sèche, fendillée, fuligineuse; elle frappe, dans l'endroit laissé libre par l'enduit fuligineux, par sa vive rougeur.

On examine alors le fond de la gorge, et l'on trouve le pharynx, les piliers postérieurs, ainsi que l'amygdale droite d'un rouge vif, luisant et vernissé. La luette présente la même coloration; elle est tuméfiée jusqu'à sa base; le voile du palais et les piliers antérieurs sont sains.

Interrogé avec soin, le malade croit avoir ressenti, depuis deux ou trois jours déjà, une gêne de la déglutition, mais peu notable.

En présence du léger point de côté et de la toux présentés par le malade la veille, on explore la poitrine. A la partie moyenne et inférieure du poumon droit, en arrière, on perçoit une submatité très accusée. A l'auscultation, râles crépitants fins, typiques, avec retentissement broncho-égophonique de la voix; au même niveau, souffle superficiel, rude, quoique peu intense.

Il existe donc une *pneumonie manifeste de la base droite du poumon.*

Du reste, pas la moindre raucité de la voix, aucun phénomène laryngien, ni trachéal; *à peine quelques sibilances dans le côté gauche de la poitrine.* Toux rare.

Le soir. Temp. 40°,8; pouls 116.

Prescription. — Ipécacuanha, 2 gr.; tartre stibié, 0 gr. 05.

Le 25. Le vomitif a agi comme purgatif. Le malade a expectoré, dans la nuit, quelques crachats visqueux, couleur sucre d'orge. Il est plus affaissé que la veille. — Temp. 40°,4; pouls 128; large, mais mou et dicrote.

Les conjonctives présentent une teinte subictérique. La langue et les lèvres sont fuligineuses, les narines pulvérulentes. La rougeur persiste et a envahi l'amygdale gauche.

Au poumon, la matité est plus accentuée et remonte jusqu'au-dessus de l'angle de l'omoplate; quelques râles sous-crépitants se mêlent aux râles crépitants; le souffle est plus rude, franchement tubaire; la voix plutôt égophone que bronchophone. Pas d'augmentation des vibrations thoraciques.

Les urines sont peu troubles; elle ne contiennent pas d'albumine, mais une légère quantité de pigment biliaire.

Prescription. — Potion de Todd; extrait de quinquina; café. Application de dix ventouses scarifiées sur le côté droit.

Le soir, la température axillaire est de 40°,6.

Le lendemain 27, l'état général est encore plus grave; le malade a déliré la nuit; il a eu ce matin des épistaxis abondantes. On est frappé de l'amaigrissement et de l'affaissement presque subit de la face.

Le pouls petit, mou, très dicrote, est à 114, la respiration affecte le type costal supérieur, 52 par minute. — T. 40°,2.

L'auscultation fait percevoir les mêmes signes qu'hier, mais dans une plus grande étendue ; la pneumonie, qui la veille s'arrêtait au-dessous de l'épine de l'omoplate, a gagné une grande partie du lobe supérieure. *Le poumon gauche est rempli de râles sous-crépitants.*

Les crachats, peu abondants, sont de couleur jus de pruneaux.

Pas de modifications de l'état de la langue et du pharynx.

L'abdomen est considérablemsnt distendu et tympanisé, ce qui ajoute encore à la dyspnée. Une selle dans la nuit.

Prescription. — Couvrir la poitrine de ventouses sèches; large vésicatoire sur le côté droit de la poitrine (quoiqu'il y ait érysipèle).

A la visite du soir, l'interne du service, M. Leduc, constate une oppression extrême.

Les urines contiennent de l'albumine et du pigment biliaire. — Temp. 40°,4; pouls 156 ; respiration 68.

Le malade succombe à trois heures de la nuit.

Autopsie pratiquée trente heures après la mort. — Cadavre bien conservé, ventre météorisé. La face présente une coloration livide, pâle, sans la moindre rougeur ni tuméfaction ; la peau du front et de la joue gauche est couverte de squames épidermiques.

Les lèvres et la partie antérieure de la voûte palatine, ainsi que la langue, sont recouvertes d'un enduit épais, grisâtre, noirâtre par places, formé de débris épithéliaux et de mucus concrété.

Mais la luette et le pharynx sont libres de tout enduit, et leur muqueuse frappe par une coloration rouge foncé, écarlate. Au point de jonction du pharynx et de l'œsophage, cette rougeur s'arrête brusquement ; la muqueuse de l'œsophage offre sa pâleur habituelle.

A l'ouverture de la poitrine, absence d'épanchement dans les plèvres. Le poumon gauche est libre d'adhérences, sauf au sommet ; le poumon droit, au contraire, est adhérent dans toute son étendue aux parois costales, au diaphragme et au péricarde.

Le *poumon droit*, dans toute sa hauteur, est en pleine hépatisation et transformé en un bloc solide ; sur la coupe on constate que tout le lobe inférieur et le lobe moyen, ainsi que les deux tiers inférieurs du lobe supérieur, forment une masse grisâtre, traversée de petits îlots de coloration rouge ou plutôt rosée. Une partie quelconque jetée dans l'eau tombe au fond lourdement. Le poumon est friable. En le prenant, on fait ruisseler un liquide abondant, grisâtre, séro-purulent. La surface de section est à peine granuleuse, même sur les parties en hépatisation rouge; les granulations pneumoniques sont peu nettes, quoiqu'elles existent, surtout si, au lieu de sectionner le poumon, on le brise avec les doigts. Le poumon droit tout entier est donc en hépatisation grise, rouge par petites places seulement, surtout à la base du lobe inférieur et au tiers moyen du lobe supérieur. Le sommet de ce lobe seul est sain; il tranche par sa coloration et sa consistance avec le reste du poumon; il crépite et surnage.

Le poumon gauche, dans toute son étendue, est congestionné mais il crépite et surnage parfaitement.

La trachée, les bronches, sont le siège d'une lésion curieuse.

Le larynx présente un aspect entièrement normal; la muqueuse qui recouvre les replis aryto-épiglottiques, les ventricules du larynx, les cordes vocales supérieures et inférieures est pâle; il en est de même de la muqueuse qui recouvre les trois ou quatre premiers cerceaux de la trachée.

Mais, à partir de ce point, la trachée, *dans toute son étendue*, offre une *coloration rouge intense*, *écarlate*, qui tranche vivement avec le teint pâle de la muqueuse laryngée. « A l'éperon « de bifurcation de la trachée, la rougeur s'arrête net au ni- « veau de la grosse bronche gauche, et ne se retrouve sur « aucune des divisions de cette bronche. Elle se continue au « contraire sur la grosse bronche droite et sur toutes les « bronches de division, même celles du plus petit calibre. » La coloration offre la même intensité que sur la trachée elle-même. Aucune exsudation libre n'existe à la surface de la muqueuse. Cette coloration rouge résiste au lavage, au frottement et à la pression; elle est bien plus vive, plus intense, plus persistante, que la rougeur que l'on constate habituellement sur la muqueuse trachéale et bronchique dans toute autopsie de pneumonie.

En l'examinant de plus près, on la voit déterminée par une congestion extrêmement fine se dessinant sous forme d'arborisations vasculaires très serrées. La rougeur présente surtout son maximum sur la trachée et les grosses bronches au niveau des membranes muqueuses interannulaires, la muqueuse qui recouvre les cerceaux eux-mêmes paraît moins vivement congestionnée; il en résulte une disposition par tranches transversales d'un rouge alternativement plus pâle et plus foncé.

Les ganglions bronchiqes sont noirâtres, à peine augmentés de volume.

Le cœur est flasque, pâle, légèrement feuille morte ; le ventricule gauche contient un caillot fibrineux blanc, dense, ramifié; quelques plaques athéromateuses sur la valve droite de la valvule nitrale.

Le foie est d'un volume normal, mou, légèrement stéatosé.

La rate est grosse, très friable.

Les reins se décortiquent aisément; ils sont plutôt pâles que congestionnés. La substance corticale offre une teinte gris jaunâtre. Le rein droit pèse 205 gr.; le gauche 240 gr.

Rien de particulier à l'estomac ni dans le reste du tube digestif. Le cuir chevelu est indemne et n'a pas été envahi par l'érysipèle. Cerveau normal.

En résumé, il s'agit d'un malade qui, dans le cours d'un érysipèle, contracte une pneumonie manifeste de la base droite du poumon, laquelle en quatre jours envahit la presque totalité de ce poumon. Pendant ce temps, des sibilances se produisent dans le côté gauche de la poitrine, et bientôt le poumon gauche est rempli de râles sous-crépitants. La nécropsie peut être faite, et l'on trouve alors que la trachée dans toute sa hauteur (je rapporte les termes même de l'observation) offre une coloration rouge, intense, écarlate. A l'éperon de bifurcation de la trachée, la rougeur s'arrête net au niveau de la grosse bronche gauche et ne se retrouve sur aucune des divisions de cette bronche.

Elle se continue, au contraire, sur la grosse bronche droite et sur toutes les bronches de division.

Le côté gauche ne présente rien de pareil. Ce fait est-il assez net ? Ne nous montre-t-il pas d'une part l'érysipèle bronchique qui s'affirme jusqu'à l'autopsie; d'autre part une manifestation d'un autre ordre, facilement reconnaissable pendant la vie, et qui, lors de la constatation anatomique, n'a aucun des caractères de l'inflammation sans lesquels il n'est pas d'érysipèle possible ?

M. Stackler, dans la discussion dont il fait suivre l'observation de M. Straus, fait bon marché du poumon gauche ; il n'en parle même pas. Il ne saurait démontrer d'une façon plus éloquente que les symptômes fournis par ce poumon appartiennent à des complications d'un autre ordre que celles dont il établit nettement l'histoire.

Ces complications, ainsi que nous l'avons dit, peuvent être d'une intensité variable.

Le premier degré peut être constitué par la bronchite.

Bien moins fréquente que dans la fièvre typhoïde, où elle peut en quelque sorte être considérée comme un symptôme obligé de la maladie, cette bronchite néanmoins n'est pas très rare. Le plus souvent généralisée, étendue aux deux poumons, caractérisée par des râles ronflants et sibilants qui occupent toute la poitrine, cette bronchite, plus rarement que dans la dothiénentérie, du reste, peut aussi quelquefois offrir son maximum d'intensité aux bases et même y rester localisée.

Cette bronchite est fugace, instable. Diminuant ou disparaissant d'un jour à l'autre, elle peut rapidement augmenter d'intensité et remplir la poitrine de râles sous-crépitants. L'observation de M. Straus nous en offre un exemple.

Enfin, elle peut aller plus loin, se condenser en quelque sorte en un point, atteindre les petites bronches et déterminer une broncho-pneumonie.

Un de nos amis, M. De Brun, interne des hôpitaux, en a observé un bel exemple, il y a trois mois, à l'hôpital de la Pitié. Une malade entre pour un érysipèle de la face et est couchée au n° 23 de la salle Laënnec. Dans le cours de cet érysipèle, qui avait pour point de départ une petite ulcération nasale, survint un peu de toux, sans que le larynx soit pris, sans qu'aucun signe indiquât une propagation de l'érysipèle au larynx, à la trachée et aux bronches. L'auscultation révéla l'existence de râles sibilants occupant toute la poitrine. Pendant six à sept jours, cette bronchite persista avec les mêmes caractères, puis quelques râles sous-crépitants se firent entendre vers l'épine de l'omoplate du côté droit ; un peu de dyspnée survint, et trois jours après la malade mourait avec tous les signes d'une broncho-pneumonie que l'autopsie permit du reste de constater.

L'observation suivante peut être rapprochée du cas que je viens de rapporter :

Observation VIII.

Recueillie par M. Gellé, dans le service de M. le professeur Potain (Thèse Stackler, 1881).

La nommée M... (Jeanne), 24 ans, couturière, entrée le 6 mars 1881, salle Sainte-Adélaïde, nº 8.

Elle est accouchée il y a six semaines de son premier enfant. Sa grossesse et ses couches ont été normales. Au bout de trois semaines l'enfant est mort et depuis cette époque cette femme est sujette à de violents maux de tête.

Il y a six jours débute un érysipèle de la face.

Le 7 mars. Temp. 39°,1. Pouls 120. Rougeur et gonflement du nez, des yeux, des joues et des oreilles. Rien dans la tête. Rougeur très vives des amygdales. Râles sibilants et sous-crépitants en arrière des deux côtés de la poitrine. Rien au cœur.

Le 8. Délire. Prostration très grande. Les plaques d'érysipèle prennent une teinte blafarde. Râles ronflants en arrière des deux côtés. Pas d'autres complications.

Le 9. Temp. matin, 39°,2 ; soir, 39°,6.

La malade a déliré toute la nuit.

En arrière et à droite, à partir du lobe moyen, matité jusqu'en bas. A la partie supérieure de la matité existe un souffle. Râles crépitants et sous-crépitants dans toute l'étendue de la matité.

Rien au cœur. Pouls mou, dicrote.

Le 10. Temp. matin, 39°,4 ; soir, 40°,6.

On a appliqué huit ventouses scarifiées et vingt ventouses sèches sur le côté droit. Les phénomènes du côté droit se sont atténués. Mais à gauche, on constate dans le tiers inférieur une submatité et dans toute son étendue des râles sous-crépitants.

A la partie supérieure, un souffle léger. Même traitement pour ce côté.

Le 11. La malade a déliré pendant toute la nuit. Prostration très grande. Température matin, 40°. Mort à 10 heures du matin.

Autopsie. — Cœur. On remarque sur la face interne de la valvule mitrale, quelques lignes rougeâtres indiquant peut-être un commencement de travail irritatif.

Poumons. Le lobe inférieur du côté droit est le siège d'une pneumonie. Sur une coupe, la surface offre un aspect qui se rapproche plus de celui de la pneumonie lobulaire que de celui de la pneumonie lobulaire. Le centre de la pneumonie est plus résistant que le reste, plus granuleux, et d'une coloration gris jaunâtre, tandis que la surface est au contraire violacée.

A la base gauche, on trouve une congestion pulmonaire intense, avec commencement d'induration. La bronche droite offre une coloration rouge plus marquée que la gauche. Cette coloration se prolonge en s'atténuant sur la trachée.

Le larynx offre une légère injection vasculaire.

La rate est volumineuse, molle, diffluente, lie de vin.

Le foie est légèrement pâle.

Les reins ont leur volume normal; leur capsule est légèrement adhérente à la surface un peu granuleuse.

Dans le cerveau, rien de notable à signaler.

Cette broncho-pneumonie du reste peut commencer plus brusquement et s'établir en quelque sorte d'emblée, sans qu'une bronchite l'ait précédée de longtemps.

L'observation suivante peut être considérée comme un cas de broncho-pneumonie survenue à la fin d'un érysipèle sans que la propagation de l'érysipèle puisse être incriminée :

Observation IX.

(Recueillie par M. Lavin, interne des hôpitaux, dans le service de M. Dameschino. Th. Stackler, 1881.)

Erysipèle migrateur. Début à la face. Pneumonie double. Antécédents alcooliques.

(Hôpital Laënnec, salle Trousseau, n° 13.)

P... (Louis), 35 ans, garçon d'hôtel actuellement autrefois marchand de vins, est entré dans le service, le 9 février 1881.

Nous ne trouvons chez lui aucun antécédent à signaler; ni

rhumatisme. ni syphilis, ni scrofule. Aucune maladie grave aiguë dont il ait gardé le souvenir.

Il avoue cependant avoir commis des excès de boissons ; les seuls signes d'alcoolisme qu'on observe chez lui sont : des pituites assez fréquentes le matin, des rêves, des cauchemars, de l'agitation la nuit. Il est sujet au coryza, dit-il; il a souvent des écorchures, des croûtes au nez ; il accuse également des épistaxis peu abondantes, mais répétées ; il ne semble pas cependant qu'il soit atteint d'une affection profonde des fosses nasales, telle que tumeur, polype. Il avait des croûtes dans le nez au moment où éclata la maladie pour laquelle il entra à l'hôpital le 9 février.

2 février. Etant chez lui, il est pris soudain d'un frisson très intense, dans la même journée apparaissent des vomissements, de la céphalalgie frontale, de la courbature. Il est obligé de garder le lit.

Le 3 et le 4. Il tente de reprendre son travail, mais il se sent forcé d'y renoncer. Les vomissemsnts persistent et il éprouve de la dysphagie.

Le 4. La première plaque d'érysipèle apparaît. Elle aurait débuté au nez, puis aurait gagné la joue droite, le front, les paupières et la joue gauche.

Le 9. *Etat actuel.* Les paupières sont médiocrement tuméfiées et collées par les bords. Les deux oreilles sont prises. Le cuir chevelu est atteint dans une région limitée (frontale gauche). Empâtement, pression douloureuse en ce point. Les bords de l'érysipèle sont très marqués, les ganglions sous-maxillaires engorgés, douloureux. Le malade d'après son dire aurait éprouvé déjà quelques douleurs en ce point avant l'érysipèle. L'état gastrique est très prononcé ; la dysphagie persiste. L'examen du pharynx fait apercevoir une rougeur intense au fond du pharynx. Pas de phlyctènes. La diarrhée des premiers jours a disparu. Les urines ne contiennent pas d'albumine. Il existe une toux légère.

L'insomnie du début de la maladie n'a point cessé ; le malade est souvent en proie à du subdelirium. Temp. s. 40°.

Le 10. Temp. m. 40°,5 ; s. 40°,5.

Le 11. L'érysipèle s'étend à tout le cuir chevelu ; la face est toujours dans le même état que les jours précédents. Temp. m. 40°,07 ; s. 40°,09.

Le 12. Le subdélirum persiste.

Le malade vomit presque tout ce qu'il prend. Quand il s'assied sur son lit, il est pris d'un tremblement général. La dysphagie a diminué. Ce sont surtout les piliers droits du palais qui sont érysipélateux.

Temp. m. 39°,9 ; s. 40°.

Le 13. Temp. m. 38°,8; s. 39°,2.

Le 14. Temp. m. 37°,2 s, 37°8.

Le 15. Temp. m. 37°,08 ; s. 38°,5.

L'érysipèle envahit la muqueuse. Les bords de la place ne sont pas manifestement en relief.

Le subdelirium persiste.

Le 17. Les vomissement persistent; la salive est acide; point de muguet. Quoique la température soit moins élevée, l'érysipèle descend dans le dos et en occupe le tiers supérieur. Ses bords sont toujours mal dessinés. Mais la pression est douloureuse et il y a de l'œdème des parties envahies. La face et la tête sont tout à fait débarrassées. Sur le front, les joues, le nez, la desquamation se fait.

On ne sent plus les ganglions sous-maxillaires engorgés.

Le délire a disparu. Il a du reste toujours été tranquille. Il rêve beaucoup, dit-il, et ses rêves se rapportent à son métier.

Temp. m. 39°,5 ; s. 39°,3.

Le 19. Temp. m. 37°,9. L'érysipèle persiste et descend vers la région fessière. On distingue mal la rougeur qui appartient à la plaque de celle qui est produite par le décubitus. L'état gastrique des jours précédents persiste. Point de diarrhée. L'érysipèle semble devoir s'arrêter. La région fessière est encore rouge ; mais la pression n'est point douloureuse.

Le malade est abattu. Le subdélirium qui avait disparu reparaît.

Temp. s. 37°,7

Le 20. Temp. m. 38°,3; s. 38°,8.

Le 21. Temp. m. 38°,8 ; s. 39°.

Le 22. Temp. m. 38°,9; s. 38°,6.

Le 23. Temp. m. 39°,4; s. 38°,6

Le 24. Temp. m. 37°,9; s. 38°,5.

Le 25. La température tombe, mais le malade n'accuse aucun bien-être.

Temp. m. 37°,5 ; s. 38°,2.

Le 25, Temp. m. 37°,5 ; s. 38°,9.

Le 27 au soir. La température remonte de 37°,2° à 39,9.

Cette élévation de température sans réapparition d'érysipèle, à la peau du moins, donne à M. Lavin, interne du service, l'idée d'examiner les poumons. Cependant le malade n'accuse pas de point de côté, et ne présente point de dyspnée.

La percussion révèle de la submatité au niveau de la partie inférieure du poumon gauche.

L'auscultation fait entendre dans la même région un souffle tubaire très net ; quand on fait tourner le malade, on entend en même temps des râles sous-crépitants. Il existe de la bronchophonie.

Le 28. La température est montée à 41°,5. L'érysipèle cutanée a tout à fait disparu. Le dos, la poitrine, les membres ont été examinés.

Il n'existe toujours pas de dyspnée.

En arrière et à gauche submatité.

Les vibrations thoraciques sont sinon non diminuées du moins non augmentées.

Il existe un souffle assez rude vers l'épine de l'omoplate.

Quand on fait tousser le malade on entend des râles sous-crépitants fins.

La bronchophonie est très nette.

Deux ou trois crachats liquides, couleur presque jus de de pruneau: ils ont été rendus hier soir. L'état général est sensiblement le même que les jours précédents.

Abattement, parole lente, faible, pouls dicrote.

Cœur. — Pas de souffle. Battements précipités.

Le soir la langue est toujours blanche. Diarrhée fétide. Albumine dans les urines depuis hier. Pas de crachats dans la journée. Il existe un souffle très fort à gauche dans toute la hauteur des poumons.

Broncho-égophonie dans le tiers moyen.

Matité non absolue dans les deux tiers moyens.

A droite quelques râles ronflants,

M. le Dr Letulle et M. Lavin trouvent du souffle de ce même côté.

Le pouls est petit plutôt ondulant que dicrote.

Les traits du malade sont très serrés.

Il est incapable de se tenir assis.

La langue se déssèche, devient noirâtre.

Le subdélirium persiste.

Le cœur paraît normal. Les bruits sont peut-être un peu sourds.

1er mars. On appelle dans l'après-midi l'interne de garde parce que le malade vient d'être pris d'étouffements, de sueurs, de convulsions générales (à ce point qu'on a songé à l'urémie). Les convulsions cessent, puis reparaissent, et cela à plusieurs reprises, ressemblant à des accès épileptiformes.

La dyspnée s'accroît à chaque instant. Coma. Mort.

Ces complications pulmonaires peuvent donc être graves par leur intensité ; elles arrivent à dominer la symptomatologie et à créer un danger qui est à la fièvre érysipélateuse ce que la forme pulmonaire de la dothiénentérie est à la fièvre typhoïde.

Elles se produisent quelquefois avec une soudaineté considérable, pouvant ainsi disparaître avec une soudaineté non moins grande. L'observation suivante, dans laquelle les manifestations thoraciques n'ont pas duré vingt-quatre heures, nous indique qu'il s'agit là d'une congestion qu'on ne peut assimiler à une éruption érypsipélateuse :

Observation X.

Erysipèle de la face ; répercussion sur le poumon qui dure peu. Réapparition de l'érysipèle à son siège primitif.

(Th. d'Aubrée, 1857. De l'érysipèle, p. 63.)

P... (Louise), 17 ans, blanchisseuse, entre dans la salle du Rosaire, lit n° 13, avec un érysipèle dont les prodromes, céphalalgie, malaise, courbature, anorexie, ont apparu le 2 juillet.

Sensation de tension, de tiraillement de la peau, le 3.

Enfin, le 4, l'érysipèle fait son apparition sur la joue droite. Le nez, la joue gauche sont pris le 5 ; les paupières sont envahies le 6, jour de son admission à l'hôpital ; la rougeur est assez vive ; le gonflement, la douleur spontanée et à la pression sont très accusés. Il existe une bulle assez volumineuse sur le sommet de la joue gauche ; la peau, sans chaleur vive, est moite ; le pouls a 96, petit, dur, vif. Gomme, diète.

Le 7. La nuit a été agitée, il n'y a pas de sommeil ; le pouls est petit et mou à 83, la rougeur érysipélateuse a disparu, la peau est pâle, ridée sur les joues; les extrémités sont refroidies; il y a une anxiété considérable; le poumon droit, en arrière et près de sa base, fait entendre du souffle par l'auscultation; ce côté donne un son plus mat que l'autre.

M. Gendrin fait appliquer un large vésicatoire dans le dos de cette jeune fille et lui prescrit 8 gr. d'acétate d'ammoniaque dans une potion. Le soir même, les accidents du côté du poumon avaient à peu près disparu; on n'entendait plus de souffle, seulement quelques râles muqueux, et un murmure respiratoire un peu exagéré; la rougeur et le gonflement avaient reparu à la face.

Mais ces congestions ne se terminent pas toujours par la résolution, et la mort peut en être la conséquence. Dans ces cas, elle est extrêmement rapide, presque foudroyante.

Un de nos amis, interne des hôpitaux, nous a rapporté le fait suivant :

Une de ses proches parentes, jeune fille de 13 à 14 ans, est prise d'un érysipèle de la face. La maladie marchait régulièrement, tout faisait présager une fin heureuse et rapide, rien n'avait attiré l'attention du côté du poumon. Le médecin, aujourd'hui professeur à la Faculté, venait de faire une visite et annonçait la guérison, lorsque, deux heures après, se produisit une dyspnée qui augmenta rapidement, et qui, s'accompagnant bientôt de délire et de convulsions, en moins de douze heures enleva la malade.

Ainsi ces complications pulmonaires sont variables d'intensité, depuis la bronchite legère jusqu'aux formes les plus graves de la congestion pulmonaire et de la broncho-pneumonie.

CONCLUSIONS.

L'étude que nous venons de faire nous conduit aux conclusions suivantes :

Les manifestations pulmonaires dans l'érysipèle résultent de deux processus:

Les unes tiennent à la propagation aux bronches et au poumon de l'éruption érysipélateuse : c'est ce que nous proposons d'appeler *l'érysipèle broncho-pulmonaire*.

Les autres résultent de l'érysipèle considéré comme maladie générale, au même titre que les complications pulmonaires de la dothiénentérie appartiennent à la fièvre typhoïde, maladie infectieuse.

Les caractères cliniques, le début et la marche de la complication, permettent le plus souvent de distinguer ces deux formes l'une de l'autre.

L'affection appelée *pneumonie érysipélateuse*, *pneumonie érysipélato-phlegmoneuse*, n'est pas de nature érysipélateuse : elle n'a avec l'érysipèle aucune autre analogie qu'une analogie de marche. Il serait plus exact de l'appeler *pneumonie érysipélatode*.

Paris. — Typ. PARENT, A. DAVY succr, imp. de la Faculté de médecine,
52, rue Madame et rue M.-le-Prince, 14.

Paris. — Typ. A. PARENT, A. DAVY, Succ., Imprimeur de la Faculté de Médecine, 52, rue Madame et rue M.-le-Prince, 14.

www.ingramcontent.com/pod-product-compliance
Ingram Content Group UK Ltd.
Pitfield, Milton Keynes, MK11 3LW, UK
UKHW021148220726
13924UKWH00003B/1058